Préservation de l'Enfance
contre la Tuberculose

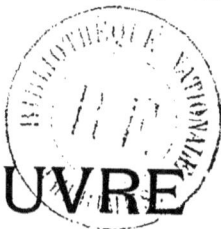

———

ŒUVRE GRANCHER

Reconnue d'Utilité Publique

———

RAPPORT ANNUEL (quatorzieme année)

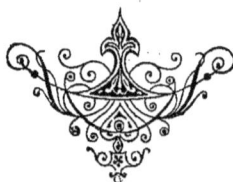

1917

Siège Social : 4, Rue de Lille, PARIS

En vue du recouvrement des cotisations pour l'exercice courant (1917-1918), nos souscripteurs trouveront ci-joint un mandat-carte que nous les prions instamment de vouloir bien remettre à la poste le plus tôt possible. En opérant de cette façon, nous réduirons au minimum les frais d'encaissement.

A moins d'indication contraire, le récépissé remis à l'expéditeur par la poste tiendra lieu de reçu.

PRÉSERVATION de L'ENFANCE

CONTRE

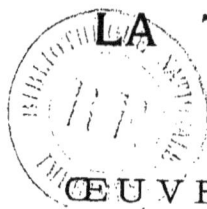

LA TUBERCULOSE

ŒUVRE GRANCHER

Reconnue d'utilité publique par décret du 9 août 1905

RAPPORT ANNUEL

QUATORZIÈME ANNÉE

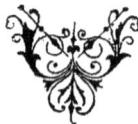

SIÈGE SOCIAL : 4, rue de Lille, PARIS

Téléphone : Saxe 01-52. — De 9 heures à midi et de 2 à 5 heures.

1917

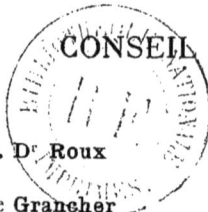

CONSEIL D'ADMINISTRATION

BUREAU

M. Dr Roux — *Directeur de l'Institut Pasteur, Membre de l'Institut, Président.*

Mme Grancher — *Vice-Présidente.*

MM. Léon Bourgeois — *Sénateur, Vice-Président.*

Dr Faisans — *Médecin de l'Hôpital Beaujon, Vice-Président.*

Dr Granjux — *Ancien secrétaire général, Vice-Président.*

Dr P. Armand-Delille — *Médecin des hôpitaux, Secrétaire général.*

Dr J. Janicot — *Ancien Secrétaire général, Secrétaire général intérimaire.*

Georges Copin — *Avocat, Trésorier.*

MEMBRES

MM. Strauss — *Sénateur.*

Mérillon — *Président de Chambre à la Cour de Cassation.*

Chautard — *Député.*

Vallery-Radot — *Homme de lettres.*

Bénac — *Ancien Directeur au Ministère des Finances.*

Prof. Alb. Robin — *de l'Académie de Médecine.*

Dr Maurice de Fleury, *de l'Académie de Médecine.*

Dr Rist — *Médecin des hôpitaux.*

Dr Méry — *Professeur agrégé, médecin de l'Hôpital des Enfants-Malades.*

Dr Comby — *Médecin de l'Hôp. des Enfants-Malades.*

L. Lépine — *Ancien Préfet de police.*

Dr Guinon — *Médecin de l'Hôpital Bretonneau.*

Bordelongue — *Ancien Directeur des Services électriques des Postes et Télégraphes.*

Messimy — *Député, ancien ministre.*

Prof. Marfan — *Professeur à la Faculté de Médecine.*

Dr Courtois-Suffit *Médecin en chef des Manufactures de l'État, Médecin de l'Hôpital Tenon.*

Dr Jean Hallé — *Médecin des Hôpitaux.*

SECRÉTAIRE GÉNÉRAL ADJOINT :

Dr Vaucher, ancien interne des hôpitaux.

NOTAIRE DE L'ŒUVRE :

M. Ader, 226, Boulevard St-Germain.

BUT

ET FONCTIONNEMENT DE L'ŒUVRE

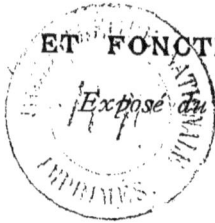

Exposé du Professeur Grancher en 1907

Quand la tuberculose sévit dans un étroit logis et frappe le père ou la mère, la contagion des enfants est presque fatale, et j'ai pensé que le meilleur moyen de lutter contre la tuberculose était de lui enlever sa proie.

Dans cette famille tuberculeuse, l'Œuvre de Préservation prend les enfants encore *sains*, de 3 à 10 ans, et les place à la campagne, dans des familles de paysans également *saines*, où nos pupilles passeront toute leur vie scolaire jusqu'à 13 ans ; plus même car nous sommes certains que beaucoup resteront aux champs, et feront souche de paysans ou de paysannes.

Les pupilles sont confiés à d'excellents médecins de campagne qui choisissent les maisons de paysans, et soignent nos enfants gratuitement.

Instituteurs et institutrices rivalisent de zèle en faveur de nos pupilles.

Chaque enfant coûte à l'Œuvre, tous frais compris, de 1 franc à 1 fr. 20 par jour, selon le placement.

Cette sélection de la graine encore saine de la race humaine réalise la formule de Pasteur appliquée à la sériciculture.

Formule idéalement simple et scientifique ! Elle est, pour l'enfant, la meilleure que l'on puisse opposer à l'envahissement du fléau tuberculeux, car :

Médicalement, elle donne une solution *complète et radicale*. Elle supprime, en effet, toutes les causes de la tuberculose ; causes lointaines : le taudis et la misère des grandes villes qui préparent le terrain ; cause immédiate : la contagion familiale.

Socialement, l'enfant enlevé à la promiscuité d'un logis infecté de tuberculose, et placé pour une longue période de sa vie dans une bonne maison, en plein air, avec une nourriture abondante, devient un être nouveau, physiquement et moralement. Il arrive, plein de vigueur, au seuil de l'adolescence, et peut alors choisir entre la vie des champs ou le retour à la grande ville.

D'après l'expérience acquise depuis quatre ans, la campagne sera le plus souvent préférée.

Enfin, la préservation de ces enfants, condamnés presque tous à devenir tuberculeux, supprimera, pour l'avenir, autant de foyers de contagion, et diminuera progressivement le champ de la tuberculose.

Tous ces bienfaits n'ont pas échappé à ceux qui connaissent l'Œuvre de Préservation, et des amitiés puissantes, parmi les hommes politiques, les philanthropes et les médecins, l'ont aidée à se mettre au premier rang dans la lutte antituberculeuse.

Fondée le 7 novembre 1903, l'œuvre parisienne compte déjà neuf filiales dans les villes de Lyon, Marseille, Bordeaux, Toulouse, Tours, Lille, Montpellier, Rennes, Le Havre, et près de 500 pupilles, tant en province qu'à Paris.

Mais le nombre des demandes d'entrée dans l'Œuvre de Préservation est si grand et nos ressources sont si insuffisantes, que nous tendons la main à tous, pour le sauvetage de cette *graine* de Français.

Prof. GRANCHER.

Paris, 1907.

Compte-rendu de l'Assemblée générale

du 8 décembre 1917

La quinzième Assemblée générale de l'Œuvre de Préservation de l'Enfance contre la Tuberculose s'est réunie le 8 décembre 1917, à 17 heures, chez Mme Grancher, 36, rue Beaujon, sous la présidence de M. le Dʳ Roux.

Lecture est faite du procès-verbal de l'Assemblée générale du 22 mars 1917, qui est adopté à l'unanimité.

M. le Dʳ Armand-Delille donne lecture de son rapport sur le fonctionnement de l'Œuvre pendant l'exercice écoulé. M. Roux remercie M. Armand-Delille et dit qu'il est heureux de le voir enfin de retour après les trois années passées au front français, aux Dardanelles et en Macédoine. Dans son nouveau poste, au service des rapatriés à Évian, il pourra collaborer à nouveau au fonctionnement de l'Œuvre.

M. le Dʳ Granjux donne lecture de son rapport sur le Comité d'apprentissage.

M. le Dʳ Roux, président, expose l'organisation de la Fédération des Filiales que vient de ratifier le Conseil d'administration.

M. Mérillon fait remarquer que l'Assemblée générale doit donner ses pouvoirs à son bureau pour la création de cette Fédération. Ces pouvoirs sont accordés à l'unanimité.

M. Roux propose des remercîments à la Croix-Rouge Américaine pour sa subvention de 5.000 francs par mois et pour le traitement de l'infirmière-visiteuse choisie par nous.

M. Roux propose la Médaille d'argent pour les Directrices intérimaires des Foyers.

Enfin il félicite M. Lefebvre, présent, de l'administration du Foyer de Villefranche-sur-Cher. Il exprime la reconnaissance de l'Œuvre aux Directeurs de foyers mobilisés et aux remplaçants qu'ils ont désignés.

M. Georges Copin, trésorier, lit son rapport financier sur l'exercice 1916-1917. Les comptes et le projet de budget sont adoptés à l'unanimité.

Les pouvoirs les plus étendus sont donnés par l'Assemblée à M. Copin, trésorier, en vue de l'encaissement des différentes subventions : Etat, Conseil municipal de Paris, Conseil général de la Seine et de la Mayenne ou autres, toucher le remboursement de toutes obligations des chemins de fer français sorties aux tirages et amorties, signer à cet effet toute feuille de transfert, de conversion et de remboursement, donner toutes quittances des sommes encaissées, et, généralement, faire le nécessaire. La durée des pouvoirs de M. Copin sera d'une année.

L'Assemblée réélit ensuite à l'unanimité les cinq membres sortants du Conseil : MM. Strauss, Messimy, Lépine, Maurice de Fleury et Jean Hallé qui a remplacé M. Bozon, décédé. M. le professeur Landouzy, membre du Conseil d'administration, décédé, est remplacé par M. le Dr Rist.

L'ordre du jour étant épuisé, la séance est levée à 18 h. 1/2.

RAPPORT SUR L'EXERCICE 1916-1917

par M. le Médecin-Major Armand-Delille

Mesdames, Messieurs,

Malgré la durée de la guerre, malgré les difficultés de toute nature qui en résultent, l'œuvre Grancher continue à vivre et à rendre des services au pays. Nous avons pu nous assurer cette année de cette vitalité, en reprenant les visites de Foyers, interrompues depuis trois ans.

Au cours du congé du convalescence qu'on m'a accordé cet été, à mon retour d'Orient, j'ai pu aller reprendre contact avec nos plus anciens foyers. J'ai aussi visité Bléré, Pont-Levoy, Les Montils, Villiers et Couture. D'autre part, comme j'étais repris par des fonctions militaires, notre dévoué Vice-Président, le Dr Granjux, toujours alerte et conservant son admirable activité, a bien voulu se charger de revoir cet automne les Foyers de Villefranche, de Romorantin, Chabris, Nouan-le-Fuzellier, Nérondes et Azay–le-Rideau

Ces visites dans les foyers sont aussi nécessaires que bienfaisantes pour tous ; non seulement elles permettent de reprendre contact avec les directeurs, ou les personnes dévouées qui les remplacent pendant la guerre, mais elles nous font revoir ces enfants qui se fortifient et se transforment si rapidement. Nous les connaissions encore pour la plupart, et nous les retrouvions, nous revoyions avec émotion les maisons où ils vivent et les braves gens qui les élèvent. En même temps, cela nous a permis de résoudre certaines difficultés auxquelles se heurtent parfois les directeurs de foyers, et de redresser même parfois quelques négligences des nourriciers pour lesquelles les personnes qui sont sur place peuvent plus difficilement intervenir que l'inspecteur qui vient de Paris

Le temps et la place me manquent pour vous donner le récit complet de ce que nous avons vu et vous relater nos entretiens avec les directeurs ou directrices et les nourriciers, mais ce que je puis vous dire, c'est que le Dr Granjux, aussi bien que moi-même, avons rapporté de ces tournées une impression vraiment réconfortante. Nos enfants sont bien portants, ils sont aimés de leurs nourriciers, sont choyés par eux et respirent le bonheur. C'est une réelle consolation au milieu de toutes les tristesses et de toutes les angoisses de ces années de guerre.

L'Œuvre Parisienne cependant ne compte actuellement pas autant de pupilles que l'année dernière, et près de moitié moins qu'en 1914. Cette diminution résulte de facteurs nombreux, tout d'abord, un certain nombre de retraits par les familles pour toucher l'allocation, mais surtout beaucoup d'enfants ont atteint leurs 13 ans et n'ont pas été remplacés, parce que nous ne faisons presque pas d'admissions nouvelles. Cette prudence à ne pas nous charger de trop de pupilles nouveaux était nécessaire, de l'avis de notre sage trésorier, à cause du renchérissement du prix de la vie, dont les conséquences se sont fait sentir dans notre œuvre comme partout, et de la diminution de nos ressources, dont il vous sera parlé dans le rapport financier. Heureusement vient de nous arriver l'Aide américaine, qui va nous permettre de développer à nouveau nos foyers, et de faire bénéficier un plus grand nombre d'enfants de la « Préservation contre la tuberculose ».

Le nombre de nos pupilles, qui était de 494 au 15 octobre 1916, est actuellement de 405. Il y a eu seulement 56 entrées, pour 128 sorties. Sur ces sorties, constatons d'abord un résultat très satisfaisant, plus du quart, soit 35 enfants, ont été placés comme jeunes ouvriers ou apprentis à la campagne, et sont acquis à la vie des champs ; 90 autres ont été repris par leurs familles ; enfin, 2 seulement, ayant présenté des engorgements ganglionnaires, ont été envoyés à Hendaye. Malheureusement, nous avons une mort à déplorer, c'est celle d'une enfant, emportée par une appendicite suraiguë, avant qu'on ait pu l'opérer à l'hospice de Vendôme, où elle avait été transportée.

Je vous disais tout à l'heure que, grâce à l'aide américaine, nous allons avoir très rapidement 100 nouveaux pupilles.

En effet, au mois d'août dernier, la mission Rockffeler contre la tuberculose, et la section pour les enfants de la Croix-Rouge Américaine déléguaient auprès de notre Œuvre le Professeur Salskier Michael Gunn, Directeur technique à Washington et le Dr William Palmer Lucas, professeur de médecine infantile à l'Université de San-Francisco. Ces messieurs ne se contentèrent pas de lire nos Bulletins et d'examiner nos statistiques ; ils voulurent bien venir sur place se rendre compte du fonctionnement de l'Œuvre, et j'eus l'honneur d'être désigné par notre Président, M. Roux, pour les accompagner dans une visite de nos foyers de Touraine.

C'est à la suite de cette visite et du compte rendu favorable qui en a été fait, que la Croix-Rouge Américaine vient de nous accorder une subvention de 5.000 francs par mois, qui nous permet d'entretenir 100 nouveaux pupilles. Ceux-ci seront pris parmi les enfants de rapatriés tuberculeux ou de militaires tuberculeux. De plus la la Croix Rouge Américaine nous offre de prendre à sa charge l'entretien d'une infirmière française spécialement chargée de conduire et de visiter ces enfants. Cette proposition vient d'être acceptée par le Conseil. Je suis heureux de remercier en votre nom le Dr Palmer Lucas, qui a bien voulu s'intéresser à nos efforts et nous a fait l'honneur d'assister à cette séance. Je salue aussi la présence parmi nous du Professeur Michael Gunn, du D⁼ Wyth, du Dʳ Bayliss et du Dʳ Knov, venus spécialement en France pour la question de la Prophylaxie de la tuberculose.

Il ne faut pas cependant que nous comptions seulement sur la générosité de nos Alliés ; il faut qu'elle soit pour nous un stimulant, et que malgré toutes nos charges, nous arrivions à augmenter nos ressources. Il faut développer encore notre œuvre jusqu'au jour où la méthode de Prophylaxie instituée par Grancher sera systématiquement employée par l'Etat, et considérée officiellement comme le mode à la fois le plus efficace, le plus économique et le plus simple pour arrêter le développement de la tuberculose.

Nous savons que nous pouvons compter sur l'activité et le dévouement de tous les membres de l'Œuvre, et en particulier sur celui des Dames Patronnesses qui, ne jugeant pas une vente opportune, redoublent d'efforts pour assurer les pensions de leurs chers pupilles.

En terminant, j'adresse tous les remerciements du Conseil d'Administration à tous nos collaborateurs et en particulier aux directeurs et directrices intérimaires de nos foyers, qui en assument le fonctionnement par un labeur incessant, rendu plus difficile et plus délicat encore par les conditions de la guerre. J'adresse de votre part à tous nos directeurs de Foyers, et en particulier à ceux qui sont mobilisés et au front, nos pensées reconnaissantes et nos vœux très amicaux. Parmi ceux-ci, je transmettrai vos félicitations au Dʳ Lemesle, le directeur du charmant Foyer de Bléré, lequel médecin d'un bataillon de chasseurs à pied, a eu successivement cette année la Croix de guerre et la Légion d'honneur.

J'adresse aussi nos vœux et nos souvenirs à nos pupilles mobilisés dans les jeunes classes de 1914 à 1919, et dont plusieurs se battent en ce moment, et M. Granjux vous parlera de la façon dont ils remplissent leurs devoirs de soldats. Quelques-uns hélas ! sont déjà morts pour la patrie,

Lorsque je disais dans le rapport annuel, il y a quel-années, qu'en sauvant ces enfants de la tuberculose, nous préparions des régiments pour le Pays, je ne pensais pas que si vite nos pupilles se battraient pour défendre ces campagnes de la belle terre de France où ils ont été élevés et sauvés .

En terminant, souhaitons que la paix enfin atteinte, notre œuvre Grancher concentre tous les efforts géné-reux, actuellement employés contre les barbares, à lutter contre la tuberculose, cet autre fléau de l'humanité.

M. LE PRÉSIDENT. — Nous remercions M. le Dr Armand-Delille de son exposé. Nous saluons son retour parmi nous et nous le prions de recevoir nos félicitations pour les services qu'il a rendus tant sur le front français qu'à l'armée d'Orient.

Pendant son absence, M. le Dr Janicot l'a remplacé avec le dévouement dont il a déjà donné tant de preuves à l'Œuvre ; il a mérité une fois de plus notre reconnais-sance.

RAPPORT

SUR

LA SITUATION FINANCIÈRE

Par M. Georges Copin, *Trésorier*

(EXERCICE 1916-1917)

MESDAMES, MESSIEURS,

Lors de notre dernière Assemblée générale du 22 mars 1917, j'exprimais l'espoir que l'automne de 1917 verrait la fin de cette sanglante guerre mondiale, et la victoire de la France et de ses alliés, et que ce serait alors en pleine paix que vous vous réuniriez pour la quatrième fois pour entendre le compte rendu financier de votre trésorier arrêté au 15 octobre 1917, et ce, en conformité de l'article 7 de nos statuts.

Hélas, je me suis cruellement trompé, j'ai été déçu, comme beaucoup d'autres, dans mes espérances patriotiques, aussi je n'ose plus émettre un pronostic, je dirais volontiers un diagnostic, sur la durée de la guerre, qui, j'en ai le ferme espoir, se terminera mais quand ? par la victoire de la France, et l'abaissement de cette nation de proie qu'est l'Allemagne.

Subvention de l'Etat pour les Œuvres antituberculeuses

La subvention accordée cette année par l'Etat aux Œuvres anti-tuberculeuses qui avait été en 1915-1916 de........ 97.917 »
ne s'est élevée pour l'exercice 1916-1917 qu'à...... 79.820 »

Soit une diminution de.................... 18.097 »

Par son arrêté du 6 août 1917, M. le Ministre de l'Intérieur a réparti de la manière suivante la somme totale de

79.820 francs proportionnellement au nombre de pupilles de chaque Œuvre, et ce, à raison de 130 francs par enfant, savoir :

I. A l'Œuvre Parisienne du Professeur Grancher (495 enfants, au lieu de 647) l'an dernier............................... 64.350 »

II. Aux filiales de province ci-après nommées :

A la filiale de Lyon	(39 pupilles).........	5.070 »
— de Bordeaux	(20 pupilles).........	2.600 »
— de Toulouse	(4 pupilles).........	520 »
— de Rennes	(12 pupilles).........	1.560 »
· du Havre	(14 pupilles)...... ..	1.820 »
— de Dijon	(23 pupilles)..........	2.990 »
— de Tours	(7 pupilles)....	910 »
	Total égal à la subvention......	79.820 »

Les sommes attribuées à chacune de nos filiales leur ont été envoyées par lettres chargées le 19 septembre 1917 et les reçus des trésoriers de chaque filiale sont déposés dans les archives de l'Œuvre parisienne.

Par lettre du 20 septembre 1917, votre Trésorier a donné avis à M. le Ministre de l'Intérieur de ces versements.

L'an dernier, avant de vous exposer la situation financière de l'Œuvre, je vous annonçais que M. le Ministre de l'Intérieur, par un arrêté du 30 décembre 1916, avait augmenté d'une somme de 9.182 francs la subvention qu'il nous avait accordée. Cette subvention qui n'avait pu être encaissée en 1916, puisqu'elle nous avait été annoncée seulement après la clôture de l'exercice 1915-1916, figurera aux recettes du présent exercice.

Capital de l'Œuvre. — Fonds de Réserve

Le fonds de réserve (Articles 12 et 13 des statuts) se compose des valeurs ci-après énoncées, toutes nominatives, qui sont déposées dans les caisses de M. Aubé, notre agent de change, savoir :

1° 25.042 francs de rente 3 0/0 sur l'Etat français. Ce chiffre de rente est le même qu'en 1916 ;

2° 255 obligations 3 0/0, fusion ancienne, de la Compagnie de Paris-Lyon-Méditerranée. Ce nombre d'obligations n'a pas varié ;

3° 189 obligations 3 0/0, fusion nouvelle, de la Compagnie P.-L.-M., au lieu de 191 par suite de l'amortissement de 2 obligations sorties au tirage, et non encore remployées ;

4° 279 obligations 3 0/0 nouvelles de la Compagnie de l'Est au lieu de 278. Trois obligations sont sorties au tirage et ont été remployées en 4 obligations de même nature ;

5° 90 obligations 3 0/0 de la Compagnie de l'Ouest, anciennes. Une obligation a été amortie mais a été remployée en 1 obligation semblable. Le nombre n'en a donc pas varié ;

6° 5 obligations 4 0/0 de l'Ouest-Etat. Une obligation est sortie au tirage, mais a été remployée en une obligation similaire. Le nombre est donc resté le même.

7° 480 francs de rente 5 0/0 National sur l'Etat français au lieu de 215 francs de rente en 1916. Cette augmentation de 265 francs de rente provient de deux causes :

1° Placement en 215 francs de rente du dixième net de notre revenu de 1916... 215

2° Et de la généreuse donation de 50 francs de rente par les Elèves du lycée Saint-Louis qu'ils avaient souscrit à l'Emprunt national de 1916 et qu'ils nous ont remis.......... 50

Total égal................. 265

Au montant du fonds de réserve ci-dessus, il y a lieu d'ajouter, mais pour mémoire seulement, la nue-propriété des 75.000 francs légués par M. Fauquet à l'Œuvre de Préservation, grevés de l'usufruit de Mme Vve Fauquet, et qui sont placés en obligations 3 0/0 de la Compagnie du Nord.

Ces obligations qui étaient, lors du règlement de la succession au nombre de 182, s'élèvent actuellement à 187 par suite du remploi effectué par Mme Vve Fauquet de plusieurs obligations amorties.

Montant du capital de l'Œuvre

Sous ce paragraphe, et d'après la cote officielle de la Bourse de Paris du 15 octobre 1917, voici le montant auquel s'élève le capital de notre Œuvre :

1° 25.042 francs de rente 3 0/0 sur l'Etat français, au cours de 61 fr. 10................................. 510.022 »

2° 480 francs de rente 5 0/0 de l'Emprunt national, au cours de 88 fr. 50............................. 8.496 »

3° 255 obligations de P.-L.-M. 3 0/0 (fusion ancienne), au cours de 330 francs.................... 84.150 »

4° 189 obligations de la même Compagnie 3 0/0 (fusion nouvelle), au cours de 326 francs.............. 61.614 »

5° 279 obligations 3 0/0 nouvelles, de la Compagnie

A reporter........ 664.282 »

	Report........	664.282	»
de l'Est au cours de 330 francs.....................		92.070	»
6° 90 obligations de la Compagnie de l'Ouest 3 0/0 anciennes, au cours de 370 francs...................		33.300	»
7° 5 obligations de Ouest-Etat 4 0/0, au cours de 401 francs...		2.005	»
Total...........................		791.657	»
Lors de notre dernière Assemblée générale notre capital s'élevait à...............................		791.177	»
Il y a donc cette année, une très légère augmentation de..		480	»

qui est due uniquement à nos 480 francs de rente 5 0/0, car les cours de la rente 3 0/0 et de nos diverses obligations sont encore en moins value.

Revenu des valeurs du fonds de réserve en 1916-1917

Le revenu de nos rentes 3 0/0 et 5 0/0 sur l'Etat a été de...................................,......	25.348	50
Et celui de nos 818 obligations de chemins de fer 3 0/0 et 4 0/0 de.............................	11.717	25
Ensemble.........	37.065	75
Lors de l'exercice précédent, ce revenu n'était que de.	36.808	70
Il y a donc pour 1916-1917 une augmentation légère de..	257.05	

Cette année par suite du peu d'ampleur du marché à la Bourse de Paris, nos fonds disponibles n'ont pu être placés en report par les soins de M Aubé, notre agent de change, mais ils ont été employés en l'acquisition temporaire de bons de la Défense nationale qui ont été aliénés au fur et à mesure des besoins de l'Œuvre, et qui ont rapporté une somme totale de.............. 1.120 »

Si, à cette somme, on ajoute le montant du revenu de nos rentes et obligations qui, comme on l'a vu ci-dessus, est de....................................... 37.065 75

on a un total général de............................ 38.185 75
supérieur de 40 fr. 35 seulement à celui de l'exercice précédent.

Dont le dixième net qui, d'après l'article 12 des statuts, doit être capitalisé, est de...... 3.818 55

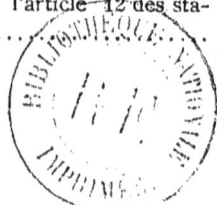

EXERCICE 1916-1917

RECETTES :

Subventions diverses :

1º De l'Etat :
Supplément de subvention de 9.182 francs pour
l'exercice 1915-1916, alloué le 30 décembre 1916
après la clôture dudit exercice, et qui en conséquence n'avait pu y figurer.............. 9.182 »
Subvention pour l'exercice actuel (495 pupilles).. 64.350 »

Ensemble................. 73.532 »

2º Du Conseil municipal de Paris :
Subvention du 3e trimestre de 1916. 4.500
Du 4e trimestre de 1916 et du 1er se-
mestre de 1917............... 13.500

Ensemble............. 18 000 18.000 »

3º Du Conseil général de la Seine :
Subvention pour l'année 1916...... 7.000
Et celle pour l'année 1917.......... 7.000

Ensemble............. 14.000 14.000 »

Le Conseil Général de la Mayenne, qui depuis
longtemps nous accordait une subvention
annuelle de 50 francs, nous a voté, en 1916, la
même subvention qui n'a pu être encore encaissée. Elle figurera aux recettes du prochain
exercice................................. Mémoire

4º De l'Assistance Publique (Dispensaire Léon
Bourgeois) :
Pensions du 3e trimestre de 1916. 8.443 15
Et du 4e trimestre de 1916, et du
1er semestre de 1917........ 24.507 60

Ensemble.......... 32.950 75 32.950 75

138.482 75

Au lieu de 144.871 fr. 80 en 1915-1916, soit une
diminution de 6.389 fr. 05 sur le montant de
nos subventions.

A reporter........ 138.482 75

Report........ 138.482 75

Versements par Mme Grancher.

Pour sa participation aux frais géné-
raux............................... 10.000 »
Et pour solde de la pension d'Emilie
Jeandet qui ne figure plus à l'Œuvre. 444 65

Ensemble............. 10.444 65 10.444 65

Mme Grancher, en plus de la somme de
10.444 fr. 65 versée par elle, a encore bien voulu
prendre à sa charge personnelle les frais de
voyage de M. le Dr Granjux pour l'entente de
l'Œuvre avec les Comités Départementaux, pré-
sidés par M. Léon Bourgeois, qui s'occupent de
l'assistance aux réformés militaires tuberculeux
No 2 et aussi pour la création de nouvelles filiales
dans les départements. Nous ne saurions trop la
remercier ici de sa générosité inlassable.

Manufactures de l'Etat.

Les pensions des enfants des ouvriers et
ouvrières tuberculeux des manufactures de
l'État se décomposent de la manière suivante :
Tabacs. Pensions arriérées du troisième trimestre de 1916.................. 302 25
Du quatrième trimestre de 1916 et
du premier semestre de 1917..... 1.407 15

Ensemble........... 1.709 40 1.709 40

Allumettes. Pensions arriérées du
troisième trimestre de 1916....... 1.047 80
Du quatrième trimestre de 1916 et du
premier semestre de 1917........ 2.812 05

Ensemble............ 3.859 85 3.859 85

Lycées et Collèges.

Versements pour pensions arriérées
1915-1916, soit ensemble......... 3.800 05
Et pour 1916-1917................ 6.167 50

Au total............ 9.967 55 9.967 55

A reporter........ 164.464 20

Report........ 164.464 20

Au lieu de 13.468 fr. 70 pour l'exercice précédent, soit une grosse diminution de 3.501 fr. 15.

Je suis heureux de remercier ici les élèves du
Lycée Saint-Louis qui nous ont fait remettre le
15 novembre 1916, par leur Proviseur, un titre
de 50 francs de rente 5 0/0 de l'Emprunt national
(Emission de 1916), provenant de leur souscrip-
tion. Ces 50 francs de rente figurent à notre
fonds de réserve et les arrérages serviront à
payer les pensions des pupilles de ce Lycée.

Bourses entières et Bourses partielles.

Il y a eu en 1916-1917 : 1o sept versements pour
souscriptions à des bourses entières parmi lesquels figure une somme de 1.000 francs donnée
par l'Œuvre philanthropique du vin, présidée
par M. Léon Bourgeois, que je prie de recevoir
nos bien vifs remerciements, ci........ 3.190
2o Et, pour bourses partielles, divers versements dont le total s'est élevé à..... 1.165

Ensemble............ 4.355   4.355 »

Somme supérieure de 750 francs à celle de l'exercice précédent qui était de 3.605 francs.

Donateurs.

Les dons reçus pendant l'exercice ne se sont élevés qu'à 550 francs au lieu de 1.058 francs l'an
dernier...................................   550 »
Nous trouvons, là encore, une diminution de
508 francs.

Paiements par des tiers.

Diverses personnes charitables ont contribué aux
paiements des pensions de quelques-uns des
enfants pour................... 2.852 50
Et Mme la Baronne Edmond de
Rothschild, toujours aussi généreuse,
nous a versé la grosse somme de... 15.800 30

Ensemble............ 18.652 80 18.652 80

A reporter........ 188.022 »

Report........ **188.022** »

Somme supérieure de 2.984 fr. 65 à celle du précédent exercice.

Bienfaiteurs:

Deux dons seulement ont été reçus pendant l'exercice courant ; ils se sont élevés à............ 1.500 »
Il y a de ce chef l'énorme diminution de 6.800 fr. sur l'année dernière.

Rachat de Cotisations.

Cette année, un membre titulaire s'est racheté par un versement de........ 200
Et 2 membres adhérents moyennant.... 100
Ensemble.......... 300 300 »
au lieu de 230 francs l'an passé, d'où une augmentation de 70 francs.

Recette générale.

Sur ce chapitre, il nous faut encore constater une diminution de 240 francs sur l'exercice précédent.

Les membres titulaires à 20 fr. ont versé 2.340
Les membres adhérents à 10 francs..... 490
Et les membres adhérents à 5 francs..... 740
Au total.......... 3.570 3.570 »

Revenu de nos valeurs (rentes et obligations).

Comme je vous l'ai dit ci-dessus, le revenu total des valeurs de notre fonds de réserve, y compris les intérêts de nos bons de la Défense nationale, s'est élevé à.................... 38.185 75

Fonds en Caisse.

Les fonds en caisse, au 15 octobre 1917, au siège social étaient de : 8.178 25
TOTAL GÉNÉRAL DES RECETTES......... 239.756 »

Elles étaient en 1915-1916 de................ 262.158 90
Il y a donc une énorme différence pour l'exercice courant de.................... 22.402 90

Nous avons recueilli cette année, je suis heureux de vous le dire, un legs de 2.000 francs qui a été fait à l'Œuvre par Mlle Gounouilhou, demeurant à Paris, 1, place Victor-Hugo, où elle est décédée le 22 décembre 1916, et ce, aux termes de son testament olographe du 18 avril 1910, déposé aux rangs des minutes de Mᵉ Delorme, notaire à Paris, en vertu d'ordonnance judiciaire. L'autorisation administrative a été obtenue de M. le Préfet de la Seine par son arrêté en date du 9 novembre 1917. Ce legs sera encaissé incessamment.

Il n'en est malheureusement pas de même du legs de 50.000 francs fait par M. le capitaine Antonio-Denis de Lagarde par son testament du 30 mai 1912. La liquidation de sa succession a cependant été réglée entre ses héritiers par Mᵉ Nottin, notaire à Paris, dès le mois de mars 1914, avant la guerre, et des valeurs ont été affectées dans ce partage à l'acquit de ce legs de 50.000 francs. Mais, ces valeurs, par suite de la guerre, ayant beaucoup baissé, Mᵉ Nottin se base sur ce fait pour nous dire qu'il n'a plus somme suffisante pour nous payer. De récentes démarches faites par notre notaire, Mᵉ Ader, près de son confrère, pour connaître au moins la nature des valeurs affectées à l'acquit de ce legs et par suite le montant du déficit, sont restées infructueuses, ainsi que la demande du paiement des quatre années d'intérêts échus.

DÉPENSES :

Foyers :

Les dépenses de l'exercice 1916-1917 se décomposent de la manière suivante, savoir :

Les pensions payées aux nourriciers des 21 foyers de l'Œuvre pour 162.468 journées de présence des enfants, au lieu de 212.044 journées pour l'exercice précédent, se sont élevées à 155.167 70

qui se décomposent ainsi :

Pour les pensions proprement dites à 129.680 20

Pour les fournitures, (trousseaux, médicaments, honoraires de médecins, rétributions scolaires et voyage) à 25.487 50

Total égal........ 155.167 70

En 1915-1916, les mêmes dépenses ont été de..................... 165.291 45

Il y a donc une grosse diminution pour l'exercice courant de........ 10.123 75

A reporter........ 155.167 70

Report........ 155.167 70

Le prix de revient d'une journée de pupille coûte par jour une somme de 1 fr. 4334, qui, multipliée par 365 jours, donne pour un an et par enfant 523 fr. 19. Le prix de revient d'un pupille en 1915-1916 n'était que de 417 fr. 12 par an. Cette augmentation de 106 fr. 07 est une conséquence de la vie chère, car nous avons dû augmenter de 5 francs par mois les pensions payées aux nourriciers.

Aux dépenses de ces 21 foyers, il faut ajouter celles de l'Œuvre de Morlaix qui se sont élevées à.................................... 1.306 40

En augmentation de 157 fr. 85 sur 1915-1916.

Ecole ménagère de Thory (Somme).

Comme vous le savez peut-être déjà, notre École Ménagère de Thory, fondée d'accord avec Mlle Kahrs en 1913, n'existe plus depuis plusieurs mois déjà.

Notre bail va être résilié à l'amiable ainsi que les conventions accessoires, d'ici peu. Et on porte ici seulement la somme de 1.888 fr. 10 qu'elle nous a coûté pour notre part pour l'exercice courant.................................. 1.888 10

Trousseaux.

Malgré un moins grand nombre d'enfants (495 au lieu de 647) il a encore été payé aux Grands Magasins du Louvre, pour les trousseaux d'été et d'hiver du 15 octobre 1916 au 15 octobre 1917, une somme totale de...................... 56.999 75
au lieu de 60.917 05 l'année précédente, soit une diminution de 3.917 fr. 30.

Droits de succession sur un legs.

Bien que le legs de 50.000 francs fait à l'Œuvre par M. le capitaine Antonio-Denis de Lagarde n'ait pas encore été touché, ainsi que je vous l'ai dit ci-dessus, nous avons dû néanmoins

A reporter........ 215.361 95

	Report........	215.361 95

acquitter au fisc les droits de succession à 9 0/0
qui se sont élevés à..................... 4.500 50

Assurances (Accidents et Incendie).

Les primes payées à la Compagnie d'assurances
« La Providence », pour garantir nos pupilles et les tiers contre les accidents qui pour-
raient entraîner la responsabilité civile de
l'Œuvre (articles 1382 et 1384 du Code civil),
se sont élevées à....................... 1.500 40
Contre 1.887 40 l'année précédente. Cette diminution de 387 francs tient au plus petit nombre
de nos enfants assurés.

La prime payée pour nos bureaux de la rue de
Lille, 4, à la Compagnie d'assurance contre
l'Incendie « Le Phénix », est la même qu'en
1915-1916, soit............................ 15 »

Frais généraux :

Sous ce titre figurent, savoir :

Les fournitures de bureau et impri-
més, papier, encre, cire, têtes de
lettres, enveloppes, circulaires, bro-
chures de 1916, plaquettes, mé-
dailles pour.................... 969 40
Le chauffage, le ramonage et l'éclai-
rage pour...................... 646 50
Les frais de poste et de télégraphe
timbres, mandats, chargements (le
téléphone, a été supprimé) pour... 842 95
Les colis postaux envoyés aux foyers
pour.......................... 30 25
Le blanchissage pour.............. 26 85
Les voitures, tramways et métropo-
litain pour..................... 30 60
Les voyages, départs et retours des
pupilles, inspection des foyers... 1.226 85
Le loyer du bureau de la rue de Lille 2.167 80
Les allocations de M. le Dr Janicot,
Secrétaire général intérimaire pour 1.888 70
Les appointements de M. Petitjean,

A reporter........ 7,829 90 221,377 85

Report........	7.829 90	221.377 85
caissier et de Mlle Robin, secrétaire dactylographe pour..............	5.830 »	
Les gages de la femme de ménage pour..........................	375 »	
Et enfin quelques frais divers pour...	664 15	
Total..............	14.699 05	14.699 05
En 1915-1916, ces mêmes frais généraux avaient été de..............	14.214 30	
Soit une minime augmentation de pour l'exercice courant.	484 75	
TOTAL DES DÉPENSES....		236.076 90

BALANCE

Les recettes étant de..........................	239.756 »
Et les dépenses de..........................	236.076 90
Balance faite, il y a un excédent actif de...	3.679 10

Mesdames, Messieurs, j'ai retenu plus que je n'aurais voulu votre bienveillante attention pour la lecture de ce trop long rapport financier, et je vous prie de vouloir bien m'excuser d'avoir ainsi abusé de votre patience.

Je vous prie maintenant de remercier avec moi M. Petitjean et Mlle Robin du concours toujours si précieux qu'ils donnent à votre trésorier et à l'Œuvre de Préservation de l'Enfance, par leur travail assidu et toujours si dévoué dans les pénibles circonstances actuelles.

PROJET DE BUDGET POUR 1917-1918

RECETTES :		
Revenu du capital de l'Œuvre (Fonds de réserve)	38.185	75
Intérêts de 36.300 francs placés en Bons de la Défense à 3 mois	1.452	»
Subventions : De l'Etat	65.000	»
— Du Conseil municipal de Paris	18.000	»
— Du Conseil général de la Seine	7.000	»
— De l'Assistance Publique (Dispensaire Léon-Bourgeois)	35.000	»
— Des Man. de l'Etat (Tabacs et Allum.)	6.000	»
Versements par Mme Grancher (pour paiement partiel des frais généraux)	10.000	»
Bourses pour les pupilles :		
Lycées et Collèges de filles et de garçons	11.000	»
Bourses entières	3.000	»
Bourses partielles	1.200	»
Versement par des tiers	3.000	»
Bourses de Mme la Bne Ed. de Rothschild	15.000	»
Bienfaiteurs et donateurs	3.000	»
Rachats de cotisations	300	»
Recette générale : titulaires à 20 francs, adhérents à 10 et 5 francs	4.000	»
Fonds en caisse à l'Œuvre au 15 octobre 1917	8.178	25
4 ans d'intérêts à 5 0/0 du legs de 50.000 fr. du Capitaine Denis de Lagarde	10.000	»
TOTAL DES RECETTES PRÉVUES	239.316	»

DÉPENSES :		
Pensions à payer aux nourriciers (y compris l'Œuvre de Morlaix)	131.500	»
Fournitures diverses dans les foyers	25.000	»
Factures du Louvre (pour trousseaux)	57.000	»
Droits de succession (Legs Gounouilhou)	180	»
Assurances contre les accidents à la Providence (art. 1382-1384 du Code civil)	1.500	»
Assurance contre l'incendie au Phénix	15	»
Frais généraux, tels qu'ils sont détaillés dans le rapport du Trésorier	15.000	»
Dépenses imprévues pour éventualités	4.000	»
TOTAL DES DÉPENSES A PRÉVOIR	234.195	»

BALANCE

Les Recettes à prévoir étant de	239.316	»
Et les dépenses probables s'élevant à	234.195	»
Balance faite, il y a un excédent en recettes de	5.121	»

M. LE PRÉSIDENT. — Après avoir dit à M. le Trésorier toute notre gratitude pour sa prudente gestion et pour son rapport qui permet à chacun de contrôler notre situation financière, après nous être associé aux félicitations qu'il a adressées à M. Petitjean et à Mlle Robin, je méts aux voix d'abord l'approbation du compte pour l'année 1916-1917,

(Ce compte est approuvé à l'unanimité).

et ensuite l'adoption du projet de budget pour l'année 1917-1918.

(Ce projet est également adopté à l'unanimité).

Nous remercions MM. les Élèves du lycée Saint-Louis pour le bon exemple qu'ils ont donné en achetant un titre de l'emprunt de la Défense nationale, dont le revenu sera affecté à l'entretien de leurs pupilles.

Rapport sur le Comité d'Apprentissage

par le Dr Granjux

Mesdames, Messieurs,

Je ne connais rien qui montre mieux les sentiments de délicate bonté du regretté Fondateur de notre Œuvre que sa réponse, alors qu'il s'agissait de préciser la décision de principe à prendre à l'égard des pupilles orphelins arrivés, avec la 13e année, à la fin de la période obligatoire de scolarité : « Il ne faut pas, a-t-il dit, en faire deux fois des orphelins ».

Avec une unanimité, toute à votre honneur, vous l'avez suivi dans cette voie humanitaire ; vous avez moralement adopté ces orphelins, et pour réaliser cette tutelle, comptant avec raison sur le dévouement des dames patronnesses, vous avez, dans votre réunion de 1912, constitué un Comité d'Apprentissage, qui a obtenu les résultats que je vais vous exposer.

En chiffres ronds nous avons 114 enfants placés : 31 filles, 83 garçons.

Ces placements se divisent ainsi :

Chez des cultivateurs : filles.	20
— — — garçons.	69
Domestiques : filles.	6
— garçon.	1
Mécanicien.	1
Apprenti-géomètre	1
Professions diverses : filles.	5
— — garçons.	11
	114

Leur répartition numérique par foyer est la suivante :

Foyer d'Azay-le-Rideau. . .	4 pupilles placés	
— d'Ambazac. . . . . ,	1	— —
— de Bléré.	16	— —
— de Chabris.	3	— —
— de Château-Renault. .	1	— —
— de Cloyes	1	— —
— de Courtalain	2	— —
— de Couture.	21	— —
— de la Ferté-St-Aubin.	2	— —
— de Lamotte-Beuvron..	7	— —
— des Montils..	12	— —
— de Nérondes.	5	— —
— de Neung-s-Beuvron.	5	— —
— de Nouan-le-Fuzelier..	2	— —
— de Pont-Levoy. . . .	14	— —
— de Villefranche-s-Cher	14	— —

Anciennes pupilles de Thory, 4.

En somme, nous sommes toujours arrivés à placer
non seulement nos orphelins, mais aussi les enfants que
leurs parents ont désiré voir demeurer à la campagne.

Cet heureux résultat est dû, et j'ai grand plaisir à le
répéter, à l'affection, à la sollicitude éclairée de nos
Directeurs pour leurs pupilles. Grâce à l'autorité morale
dont nos confrères jouissent légitimement, ils ont enraciné
nos enfants dans leurs Foyers. Le professeur Grancher,
en lançant son appel aux praticiens, savait bien tout ce
qu'il pouvait espérer de leur dévouement désintéressé.
Les événements n'ont cessé de montrer combien il avait
vu juste.

Un point particulièrement délicat est le placement des
fillettes, et la solution en aurait été très hasardeuse, si
les femmes de nos Directeurs ne s'étaient associées de

tout cœur à la tâche de leurs maris, et n'avaient cherché
elles-mêmes pour ces enfants des places dans des maisons
connues d'elles, situées dans le voisinage, de façon à pou-
voir exercer sur ces petites la surveillance maternelle.
Aussi j'ai le devoir très agréable d'exprimer publique-
ment toute votre gratitude à ces dames, dont beaucoup,
du reste, ont fait plus encore puisque, en l'absence de
leurs maris mobilisés, elles ont dirigé très bien les
Foyers.

D'autre part, l'Ecole Ménagère de Thory, fondée grâce
au généreux concours de Mlle Kahrs, nous a été très
utile. Malheureusement la situation de cet établissement,
trop dans la zone des armées, nous a conduit, pour des
raisons sur lesquelles il n'y a pas lieu d'insister, à le sup-
primer. Des quatre enfants qui s'y trouvaient, deux ont
été reprises par leurs parents, les deux autres ont été
placées dans un orphelinat, grâce à la bonne fée qui
veille sur l'Œuvre, et ne nous laisse jamais dans l'em-
barras.

La répartition des placements par foyer fait constater
qu'ils sont fonction non seulement du nombre des pupilles, mais aussi du chiffre de la population du centre du
groupement. Les facilités sont bien plus grandes quand
il est constitué par une petite ville, comme Bléré ou
Romorantin.

Cette dernière localité, dont la population atteint plus de
8.000 habitants, est très suggestive à ce sujet, car le
Foyer, quoiqu'il ne date que de 1912, avait 90 pupilles
en 1914 et compte aujourd'hui 14 placements post-scolaires.
Une aussi lourde charge serait écrasante pour le Dr Marteville, malgré tout son zèle et son dévouement, s'il n'avait
trouvé un deuxième lui-même dans son ami M. Lefebvre,
qui a mis à la disposition de l'Œuvre son expérience des
affaires, ses relations personnelles très étendues dans ce
pays qui est sien. Il s'est spécialisé en quelque sorte dans
le placement des enfants. Depuis le début de la guerre il

dirige le Foyer, aidé de Mme et de Mlle Lefebvre. Leur maison est devenue celle de l'Œuvre. Ces dames y reçoivent les enfants les jours de congé, logent nos apprentis en attente d'une place, et donnent l'hospitalité aux ex-pupilles qui reviennent du front.

Il faut bien dire que nos orphelins sont très attachants ; on a toute satisfaction à s'occuper d'eux. Non seulement ils sont reconnaissants, mais ils nous font honneur. Voici ce que Mme Lemesle-Morel, qui dirige d'une façon si remarquable le Foyer de Bléré en l'absence de son fils mobilisé et toujours sur le front, écrit à Mme Grancher à propos des enfants placés : « S'il y a un déchet forcé parmi les sauvetages tentés, il est minime, et nous avons déjà beaucoup de noms de braves enfants dignes de figurer à l'actif de votre belle Œuvre, comme les fleurons d'une couronne.

« Désirée M..., arrivée à Bléré à l'âge de 5 à 6 ans, et qui est aujourd'hui une forte paysanne de 16 ans, travailleuse, sérieuse, honnête, et si modeste, de si bonne tenue qu'elle est un modèle dans le pays. En la voyant, vous seriez heureuse car, tout ce qu'elle est, elle vous le doit, puisqu'elle est orpheline.

« Emile D..., 17 ans, qu'on se dispute comme domestique. Les pieds dans ses sabots, le visage ouvert et souriant, la carrure large, il est maintenant, ce petit Parisien de jadis, un brave et honnête paysan. Mêmement, les frères D..., Adrien B..., etc., et je cite le dessus du panier. »

Dans tous les Foyers c'est la même note, à Couture notamment, où le docteur Poirier, encore mobilisé au front, a si bien implanté nos enfants, le maire m'a demandé d'envoyer le plus possible de garçons, tant on se loue de leur emploi.

Nos pupilles arrivent, du reste, — grâce au versement à la caisse d'épargne obligatoire depuis les contrats de louage si bien établis par M. Copin — à se faire un pé-

cule croissant d'année en année, ainsi que le montre l'état
ci-dessous :

Emile D... (18 ans). . . . Fr.	1.132	36
René D... (18 ans).	910	50
Yvonne B...	590	»
Marcel B...	359	»
Alexis G...	345	68
Désirée M...	305	»
Roger B...	324	»
Adrien B....	284	80
Anna H...	282	50
Roger D...	176	50
Auguste G...	128	50
Robert B...	95	»
Henri B...	87	25
Edmond C...	37	50
Louise H...	30	»

Ici nous avons trois jeunes filles — dont je n'ai que des
éloges à faire — placées dans des maisons sûres où elles
ont trouvé l'accueil que nous désirions pour elles, et par
une délicate attention — qui n'est point pour surprendre
— Mme Grancher les a conviées à cette réunion, qui est
pour ces enfants une fête familiale.

Mais nous avons d'autres pupilles, dont nous sommes
encore plus fiers : ce sont ceux qui se battent pour la
France. Nous remplissons à leur égard tous les devoirs
de la famille qui leur manque, et leurs anciens nourriciers — je tiens à le proclamer — font de même, et les
réclament pendant leurs permissions. Mais ces enfants
nous payent de retour. C'est pour nous joie réelle, quand,
en passant par Paris, ils viennent à l'Œuvre comme à la
maison paternelle. Et comme leur correspondance est
touchante et prenante ! Voici ce que nous écrit de son lit
d'hôpital l'un d'eux, Duez Alphonse :

« J'ai été blessé pour la quatrième fois le 8, au bois des
Courières, à l'attaque à 5 h. 1/4 du matin, où la lutte a été

des plus rudes que j'ai vues. J'ai été pris dans la mêlée et reçu un coup de baïonnette à la cuisse droite. Mais ce n'est pas grave ; Dieu merci ! Celui qui me l'a fait, les dents ne lui font plus mal. J'avais mon revolver à la main, et je l'ai descendu, à bout portant, comme une limace ».

A peine guéri, il a été désigné pour aller à Salonique. Il nous a écrit la chose dans une lettre qui se termine par cette phrase, que nos poilus ont rendue légendaire : « On ne s'en fait pas ! »

Aussi, en terminant, je vous demanderai d'envoyer à tous ces vaillants qui se battent pour la France, le plus affectueux souvenir de leurs parents adoptifs, fiers de pareils enfants.

M. LE PRÉSIDENT. — Le rapport émouvant de M. Granjux prouve la sollicitude avec laquelle il s'occupe, de concert avec les membres du Comité d'apprentissage, de l'avenir des pupilles au moment où ils cessent de faire partie de l'Œuvre proprement dite. Avec M. Granjux, cette assemblée salue la mémoire de ceux de nos anciens pupilles qui sont tombés héroïquement pour la défense de la Patrie, et elle partage les sentiments qu'il a si bien exprimés à l'égard de ceux qui font vaillamment leur devoir aux armées.

M. LE PRÉSIDENT. — L'an dernier, M. Léon Bourgeois qui présidait l'Assemblée générale, vous a mis au courant de la convention intervenue entre le Comité national d'assistance aux tuberculeux et notre association. Cette convention confie à l'Œuvre Grancher et à ses filiales de province, les enfants des tuberculeux de la guerre. M. Brisac, directeur de l'hygiène et de l'assistance publique, assistait à la réunion et il a donné l'adhésion de l'Administration à cette combinaison. Il ne restait plus qu'à la mettre en pratique. Pour cela il fallait provoquer la formation de filiales dans les départements où il n'en existait pas encore et entrer en rapport avec les diverses œuvres anti-tuberculeuses déjà créées.

C'est ce que M. Granjux a fait dans les diverses régions de la France. Des pourparlers qu'il a conduits avec le tact et l'autorité qui lui appartiennent, il est résulté que des filiales de l'Œuvre Grancher vont fonctionner dans un certain nombre de départements. Elles conserveront leur autonomie, tout en adoptant les règles posées par Grancher et dont une expérience prolongée a démontré l'excellence. Elles formeront avec l'Œuvre centrale une fédération dont les bases ont été posées dans la séance du Conseil qui a précédé cette assemblée, séance à laquelle assistaient MM. les Docteurs Foley, de Rennes ; Lacassagne, de Lyon ; Paul Guillard, du Havre ; délégués départementaux. Je ne saurais trop les remercier d'avoir fait le voyage de Paris pour travailler avec nous. Voici donc entré dans la voie de l'exécution le projet dont M. Léon Bourgeois vous avait entretenu l'an dernier. Nous pouvons espérer prochain le moment où l'Œuvre Grancher aura étendu sur la France entière le réseau bienfaisant de son organisation.

Pour que cette fédération des Œuvres Grancher puisse exister, il est nécessaire que cette Assemblée autorise le Conseil à la constituer et à y participer. C'est cette autorisation que je vous demande de donner par un vote.

(Cette autorisation est votée à l'unanimité).

M. LE PRÉSIDENT. — Un autre évènement important pour notre association est l'aide généreuse que la Croix-Rouge américaine vient de nous proposer. Les citoyens des Etats-Unis ne se contentent pas de combattre avec la France pour assurer le triomphe de la justice et de la liberté, ils veulent encore nous aider dans la lutte contre les fléaux que la guerre a malheureusement développés ; ils ont entrepris une croisade contre la tuberculose. Avec l'esprit résolu et pratique qui les distingue, les Américains ont pensé qu'au lieu de créer des organisations nouvelles il était préférable de se servir de celles qui existent déjà lorsqu'elles sont conçues d'après des idées justes et fécondes. Ils ont d'abord voulu se rendre compte qu'il en était ainsi de notre Œuvre ; ils ont visité, avec M. le Secrétaire général, quelques-uns de nos Foyers, à la suite de quoi ils nous proposent d'entretenir à leurs frais cent enfants de réfugiés tuberculeux venant des pays envahis. L'engagement est ferme pour six mois après lesquels il sera sans doute renouvelé. La Croix-Rouge américaine se réserve de suivre les enfants qu'elle nous confie en les faisant accompagner dans les Foyers par une infirmière visiteuse présentée par nous et qui retournera les visiter de temps en temps.

Je propose donc à l'Assemblée d'accepter l'offre de la Croix-Rouge américaine et de lui faire parvenir l'expression de notre reconnaissance.

(Cette proposition est adoptée à l'unanimité).

M. LE PRÉSIDENT. — Avant de lever cette séance, je dois répondre au sentiment unanime de cette assemblée, en rendant hommage aux directeurs de Foyers à qui l'Œuvre Grancher est redevable, pour une grande part, de sa prospérité. Ceux d'entre eux qui sont aux armées ont été remplacés par leurs femmes et leurs filles ou encore par des personnes de bonne volonté choisies par eux. C'est grâce à ces collaborations dévouées que l'Œuvre de Préservation de l'Enfance contre la tuberculose traverse sans trop de peine la longue et difficile période de la guerre. Envers tous ceux qui nous ont si généreusement apporté leur concours, nous sommes pleins de reconnaissance. Au milieu de nous, j'aperçois l'un d'entre eux, M. Lefebvre, qui avec Mme Lefebvre, dirige, d'accord avec M. le docteur Marteville, le Foyer de Romorantin, avec une bonté ingénieuse dont bénéficient plus de cent de nos pupilles. Je suis heureux qu'il entende nos paroles de gratitude.

La séance est levée à 18 h. 1/2.

Le Foyer de Villefranche-sur-Cher

par le Dʳ Marteville

I. — AVANT LA GUERRE

Nous les avions vus, ces premiers enfants, garçons à l'air éveillé, fillettes au visage candide, débarquer du train sur les rives du Cher, avides de grand air, chercher Chabris, terre promise ; nous les avions vus au cours de leur existence champêtre.

Voilà pourquoi nous eûmes le désir de créer sur l'autre rive du Cher un foyer de l'Œuvre auquel nous désirions consacrer notre activité.

La région se prête admirablement à cette colonisation. La Sologne, nouvelle venue parmi les pays de bon rendement agricole, comporte toutes les cultures. De belles terres produisent le blé, l'orge, l'avoine ; d'autres constituent d'excellents pâturages. La vigne y fait bonne figure ; son vin clairet est estimé. Une place importante est donnée à l'asperge, au haricot. Tout cela est cultivé par de nombreux fermiers et locaturiers.

En Sologne les basses-cours sont très peuplées, en particulier de dindons, dont l'élevage tient une grande place dans la vie des fermes, et nécessite de nombreux soins.

Certes, il y a de grandes fermes, mais surtout des fermes de moyenne importance. Deci delà habitent dans de petites locatures (c'est-à-dire une maison bien simple avec, pour dépendances, une étable, un jardin, quelques champs, une vache, des volailles) les travailleurs de la terre qui louent leurs bras. Les artisans sont groupés dans les bourgs.

Cette répartition des habitants explique pourquoi l'Œuvre Grancher a rencontré bon accueil en Sologne. A la ferme s'il y a place pour 4, il y a bien encore 1 ou 2 places libres à la table de famille, dans la chambre, lieu de repos, mais surtout salle réservée, astiquée, entretenue avec soin, honneur de la maîtresse du logis. Pourquoi, dès lors, ne pas accepter près de soi, 1, 2, 3 enfants gentils, bien élevés, bien entretenus, dont la pension, minime assurément, mais régulièrement versée, dédommage de l'utilisation des produits de l'étable, du jardin. Puis, il faut bien le dire, nous trouvons l'explication de l'accueil bienveillant du Solognot dans ce fait que trop souvent hélas! les familles sont dépourvues ou n'ont que peu d'enfants, ailleurs de grands enfants, et le maître ou la maîtresse trouve dans l'introduction au foyer familial de nos pupilles la satisfaction secrète de ses goûts : ici ce sont de petites filles, là il faut un garçon qui deviendra un jour l'élève du maître.

Le locaturier prendra d'autant plus volontiers nos enfants que l'apport de leur pension aide à vivre en utilisant les ressources du logis.

La Sologne a l'avantage de n'être pas trop loin de Paris ; par cela même de faciliter la surveillance des dirigeants de l'Œuvre, la visite des parents à leurs enfants.

Villefranche-sur-Cher fut le centre du nouveau Foyer de l'Œuvre Grancher, fondé en 1910 par le Dr Armand-Delille, secrétaire général, à qui le pays plût.

Des placements furent vite trouvés. Nous ne devons pas dissimuler que notre première année fut un peu difficile, le seul mot de tuberculose évoqué dans la désignation de notre Œuvre éveilla des susceptibilités. Mal renseignés, certains craignirent l'introduction dans le pays d'enfants malades, atteints du terrible mal, redoutèrent la promiscuité avec leurs enfants dans les maisons, dans les écoles. Notre persuasion, aidée des efforts de nos inspecteurs et du grand appui du préfet de Loir-et-Cher d'alors, vint peu à peu à bout de ces craintes. La population, d'abord méfiante, se rendit compte que les pupilles que nous venions leur proposer étaient sans doute enfants de parents atteints de tuberculose, mais eux-mêmes sains, absolument sains, et qu'un contrôle sévère, multiple, renouvelé évitait toute possibilité d'erreur et de doute.

Et ce sont nos enfants qui firent eux-mêmes la conquête des populations. Ils furent peu d'abord, mais bientôt les demandes affluèrent; le nombre des pupilles augmenta rapidement et au début de la guerre il était de 114 pour le foyer de Villefranche; 114 après 4 ans d'existence! Or, ce nombre indique seulement la limite de force du dirigeant, qui devait assurer par ailleurs sa clientèle médicale, et non celui des placements possibles car il vous faudrait connaître tous les mécontentements causés par l'impossibilité de satisfaire aux demandes.

Pour donner idée de la faveur avec laquelle nos enfants sont accueillis il faudrait parcourir le foyer, pénétrer dans les intérieurs, rencontrer nos enfants, sur les routes, se rendant à l'école, dans les champs gardant les troupeaux, à l'école occupant non les mauvais rangs de la classe, dans les bourgs, à la ville le dimanche bien vêtus; honneur de leurs nourriciers. Il faudrait aussi connaître l'accueil bienveillant des instituteurs et institutrices préparant leurs élèves au certificat d'études. Il faudrait aussi assister le mercredi à Romorantin à la venue des nourriciers chez le directeur du Foyer afin d'y recevoir leurs mensualités ou des vêtements, des chaussures. C'est cette vie intime si active du Foyer qui vous expliquerait son succès.

Nous aimons nos enfants et sommes désolés de nous en séparer à 13 ans. L'Œuvre Grancher a voulu suivant la pensée de son fondateur procurer la santé, fortifier l'organisme par le séjour à la campagne, au milieu des travailleurs de la terre. Pourquoi ne pas compléter cette œuvre en fixant près de cette terre nourricière nos enfants pour la plupart de souche paysanne, que leurs parents, attirés par le lucre ou l'appât vain d'une vie plus facile dans les villes, ont déserté depuis une ou deux générations. De là, tout naturellement, est venu notre désir d'intéresser à la terre nos pupilles. Nous les interrogeons, nous nous renseignons sur leurs goûts et si les parents nous y autorisent, après l'âge de 13 ans, les adaptons à des travaux agricoles, que ce soit des garçons ou des filles. Leur travail est rémunéré et ce salaire employé pour partie à leur entretien; l'autre moitié étant placée à la Caisse d'épargne avec jouissance à leur majorité.

Nous nous sommes vivement intéressé à ces placements agricoles. Des pupilles, orphelins ou laissés par leurs parents à nos soins, ont pris goût à la culture et leur livret de Caisse d'épargne, parfois imposant, témoigne de leur assiduité au travail.

Mais il n'est pas toujours possible de ramener à la terre des enfants qui n'ont quitté la ville qu'après en avoir subi l'attirance. Ceux-là ont des aspirations professionnelles différentes. La mécanique jouit de la vogue près des garçons. Quand nous le pouvons nous faisons des apprentis mécaniciens, charrons, menuisiers. Nos filles que les travaux de ferme n'attirent point, nous cherchons à en faire des couturières, une aiguille sert partout à gagner sa vie.

Ce temps d'apprentissage au grand air ou dans de petites localités jouissant des avantages de la campagne a un effet très salutaire sur l'organisme de nos enfants en voie de développement. Nous poursuivons ainsi les bons résultats obtenus les premières années de leur séjour à la campagne.

II. — PENDANT LA GUERRE

La guerre éclate! chacun n'écoutant que son devoir de Français vole au poste qui lui est assigné. Les maisons se vident; la bonne vie quiète du temps de paix fait place à une organisation nouvelle de guerre. Les fermes voient leurs travaux s'interrompre; les artisans quittent leurs ateliers; les ménages se resserrent. En ce bouleversement général quelle part nos nourriciers pourront-ils faire à nos enfants? Vont-ils les garder chez eux? Nous les rendre? L'Œuvre soutenue pour une grande part par la générosité publique pourra-t-elle avec des moyens restreints faire face aux dépenses? Autant de questions angoissantes auxquelles il faut ajouter la disparition des Directeurs de Foyers. Un Foyer ne peut rester sans dirigeant. A Villefranche-sur-Cher, comme partout ailleurs, le Directeur est parti.

Mais la période de tension qui a précédé la déclaration de guerre a permis d'assurer d'abord la direction du Foyer. Les dirigeants de l'Œuvre ont donné l'assurance que les mensualités seraient payées, que nos enfants ne manqueraient de rien. Ces affirmations portées à la connaissance des nourriciers les ont rassurés, et il n'y a pas d'affolement.

D'autre part le Directeur du Foyer bien avant la guerre a su intéresser à l'Œuvre un grand nombre de personnes pour qui la Protection de l'Enfance n'est plus une inconnue. Il s'est entendu avec M. B. Lefebvre que la mobilisation n'atteint pas, dont la situation, le caractère actif et la charité sont de sûrs garants. Et il part tranquille, sachant qu'il a placé en de bonnes mains le sort du Foyer.

Ici commence le rôle de M. Lefebvre à qui l'Œuvre est si redevable et d'ailleurs a su déjà le reconnaître par l'attribution d'une plaquette d'honneur.

M. Lefebvre a reçu des renseignements généraux. Le Directeur lui a remis en partant la caisse, les dossiers, donné des avis sur chacun, attirant son attention sur certains; il lui a transmis aussi la réserve de vêtements qu'il confie plus particulièrement aux soins de Mlle Lefebvre.

Et régulièrement des lettres arrivent au Directeur absent ainsi qu'à l'Œuvre, donnant des renseignements minutieux sur tout ce qui se passe dans le Foyer.

Naturellement par suite des nouvelles conditions de vie, quelques maisons se ferment, des pupilles sont rendus ; ailleurs, ce sont des parents qui reprennent leurs enfants pour jouir de l'allocation.

Malgré cela le chiffre des enfants du Foyer ne s'écarte pas beaucoup de la centaine Il en vient même d'autres Foyers.

L'équilibre acquis au bout de quelques mois, les enfants restent stables dans leurs placements : bien mieux, comme c'est un petit profit pour beaucoup de toucher régulièrement les mensualités pendant les vingt premiers mois de guerre, afin d'utiliser les ressources des exploitations, nombreuses sont les demandes d'enfants.

Mais avec le temps, les bras disparaissent des campagnes, des bourgs, la main-d'œuvre devient rare ; nos enfants avancent en âge ; certains sont devenus orphelins, des parents s'effraient de voir croître leurs charges par le retour au foyer de leurs enfants et nous les laissent volontiers encore. Ce sont là autant de bras que M. Lefebvre met à la disposition de la culture, des artisans. Et vous ne pouvez vous faire une idée du nombre de demandes des cultivateurs, des divers corps de métier qui lui parviennent chaque jour. Ainsi se développe largement sous son impulsion le placement de nos pupilles âgés de plus de 13 ans.

Mais aussi quelle peine se donne le nouveau Directeur et quel accueil familial trouvent nos enfants dans cette maison où chacun y est vraiment à la disposition de l'Œuvre.

Les moyens de transport sont réduits : Vous voyez M. Lefebvre partir à bicyclette en longues tournées fréquentes. Il visite nos enfants chez les nourriciers, [aux écoles, s'informe des besoins de chacun.

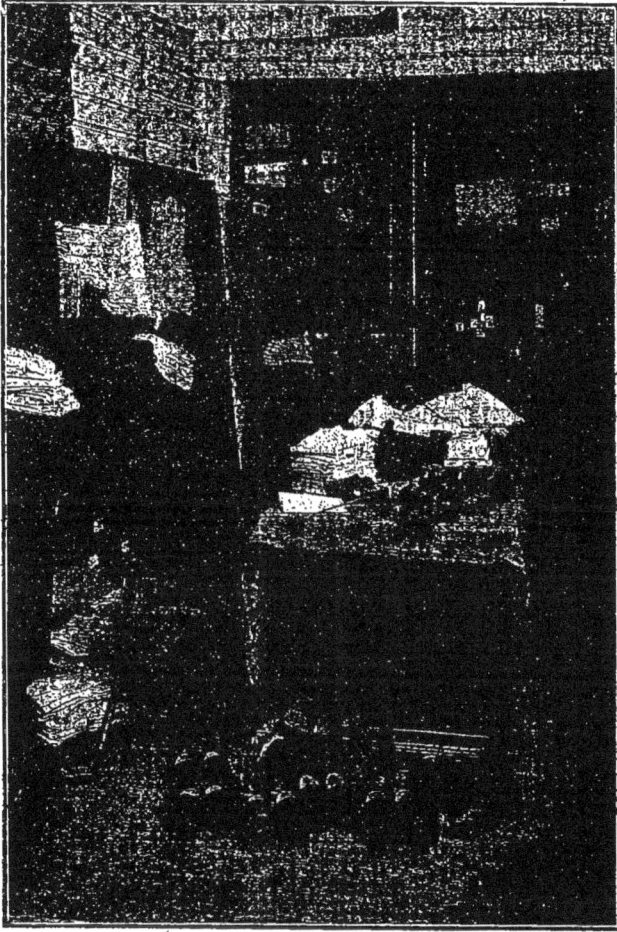

FIG. 1. — Magasin d'habillement de Mlle Lefebvre.

Est-il informé qu'un tel est malade ? Vite il y court, voit et fait le nécessaire pour que l'enfant soit visité par le médecin. Il demande à un des médecins mobilisés à Romorantin de bien vouloir assurer les soins aux enfants, s'enquiert perpétuellement de la santé de ses pupilles et fait le nécessaire et plus. Ici je n'en dis pas plus, car je veux ménager sa générosité, mais j'en appelle au témoignage des parents de nos enfants.

Sa maison est ouverte à tous de l'Œuvre. Nos inspecteurs s'y rendent volontiers, heureux de constater la bonne tenue du Foyer.

Le mercredi, le dimanche (et même tous les jours de la semaine) viennent les nourriciers.

Car il faut vous dire qu'en plus des vêtements donnés au printemps, à l'automne, nombreux sont les besoins journaliers d'un Foyer. Pour y satisfaire a été organisée une salle, véritable magasin où vous verriez classées, étiquetées les diverses parties de l'habillement, du chapeau aux chaussures. C'est le domaine de Mlle Lefebvre qui essaie et distribue ce qui est nécessaire à chacun. (Fig. 1).

La question des chaussures est une des principales pour un directeur de Foyer. Il faut pourvoir à la répartition, à l'entretien des souliers, galoches, sabots, chaussons. Il n'est pas toujours facile de trouver cordonniers, sabotiers. Que de pas, de démarches pour solutionner ces questions ! Et tout marche à souhait !

Si mon lecteur est curieux de voir une œuvre à laquelle on prodigue de telles louanges, qu'il y vienne, il sera édifié. Oh ! à première vue rien qui frappe l'œil. Allez chez M. Lefebvre, vous y recevrez un accueil cordial. Il vous montrera son bureau, ses dossiers de l'Œuvre. Mademoiselle vous fera visiter sa réserve. Peut-être en cette maison y verrez-vous un jeune pupille de treize à quinze ans ; car M. Lefebvre, entre deux placements, prend parfois chez lui, pour le mieux connaître, l'interroger, un de nos enfants. (Fig. 2).

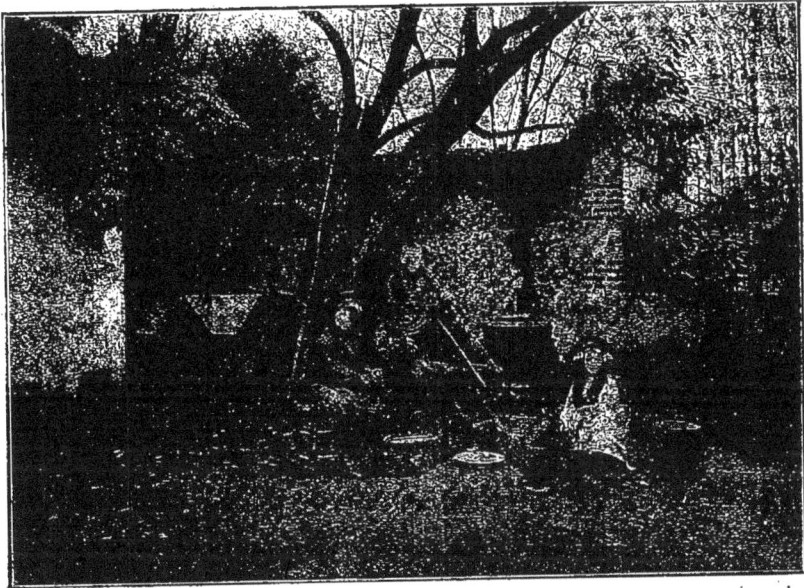

FIG. 2. — Enfants recueillis chez M. Lefebvre en attendant un p'acement.

Puis M. le Directeur se mettra à votre disposition pour vous montrer le Foyer. Ne vous attendez point à rencontrer réunis en un point nos enfants. Non, nos pupilles sont placés par 1, 2, 3, 4 dans les maisons ; les membres d'une famille réunis dans le même placement autant que possible. Vous les verrez dans leur vie journalière ; dans la cour de la ferme, aux champs si vous venez un jeudi ou un dimanche ; à l'école les autres jours, s'ils sont d'âge d'y aller. Le dimanche vous pourrez les apercevoir dans le costume de l'Œuvre, bien propres, accompagnant (les catholiques) leurs nourriciers à la messe, car nous respectons intégralement les croyances et la volonté des parents. Aux costumes du dimanche vous verrez souvent ajoutés un ruban, un vêtement, don du nourricier ; pour rendre nos enfants plus semblables aux siens et les mettre sur un pied d'égalité avec eux.

A la ferme, arrivez à l'instant du repas, nos enfants ont leur place à la table familiale parmi les autres, même nourriture ; examinez leurs trousseaux rangés en ordre, leurs lits bien entretenus.

Dans les champs vous trouverez à la charrue, conduisant les chevaux, nos pupilles âgés ; ailleurs d'autres plus jeunes gardent les moutons, les troupeaux.

Dans les bourgs rendez visite aux apprentis, aux jeunes couturières, mettez-vous en rapport avec les divers fournisseurs de l'Œuvre, entendez-les causer.

Ecoutez-les tous et après plusieurs jours de visite dans les divers placements, car il vous faudra plusieurs jours pour connaître les divers coins du Foyer, vous reviendrez édifié.

Vous aurez l'impression de vous trouver en face d'une Œuvre vivante, bien vivante, qui ne demande qu'à se perfectionner et s'étendre.

Nous avons exposé ce qu'était le Foyer de Villefranche-sur-Cher au début de la guerre ; comment il s'est maintenu, ce qu'il est devenu pendant la guerre : groupement florissant des pupilles de l'Œuvre, efforts continus pour garder et suivre nos enfants après treize ans.

Dirons-nous que nous avons d'autres projets. Oui, nous le pouvons maintenant, car les succès obtenus ont rassuré nos dirigeants, effrayés un peu tout d'abord par notre extension rapide.

Notre rêve est de garder nos enfants jusqu'à l'âge d'homme, de ne les lancer dans la vie qu'avec un métier en mains, de les guider physiquement et moralement jusque-là avec l'assentiment ou à la place de leurs parents.

Mon lecteur comprendra tout ce qu'une telle Œuvre peut comporter d'efforts ; combien de ressources sont nécessaires pour créer et développer les diverses parties d'un tel projet ; combien de difficultés il faudra vaincre. Mais, dès aujourd'hui, je suis heureux de me trouver, après de multiples entretiens, en conformité d'idées avec les dirigeants de l'Œuvre.

D² MARTEVILLE.

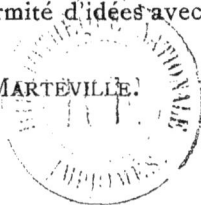

Paris. — Imp. R. Tancrède, 15, rue de Verneuil.

www.ingramcontent.com/pod-product-compliance
Lightning Source LLC
Chambersburg PA
CBHW071345200326
41520CB00013B/3112